“疾病防治百问百答”
科普丛书
100%

国际癌症诊疗协会　组织编写

"疾病防治百问百答"科普丛书

100%答问

DISEASE

胰腺疾病防治百问百答

丛书主编　张贤彬　巩　鹏

主　　编　龚　伟　张贤彬

副 主 编　叶园园　张一鉴　杨　波

编　　者（按姓氏笔画排序）

叶园园　朱逸荻　刘小伟　汤秋义

杨　波　吴向嵩　张一鉴　张贤彬

陆　森　尚玉茹　龚　伟　管雯斌

人民卫生出版社

·北　京·

图书在版编目（CIP）数据

胰腺疾病防治百问百答 / 龚伟，张贤彬主编 . 北京 ：人民卫生出版社，2026. 1. -- ISBN 978-7-117-38360-8

Ⅰ. R576-44

中国国家版本馆 CIP 数据核字第 2025EX4372 号

人卫智网 www.ipmph.com 医学教育、学术、考试、健康，购书智慧智能综合服务平台

人卫官网 www.pmph.com 人卫官方资讯发布平台

胰腺疾病防治百问百答

Yixian Jibing Fangzhi Baiwen Baida

主　　编：龚　伟　张贤彬

出版发行：人民卫生出版社（中继线 010-59780011）

地　　址：北京市朝阳区潘家园南里 19 号

邮　　编：100021

E - mail：pmph @ pmph.com

购书热线：010-59787592　010-59787584　010-65264830

印　　刷：廊坊一二〇六印刷厂

经　　销：新华书店

开　　本：889 × 1194　1/32　　印张：3

字　　数：65 千字

版　　次：2026 年 1 月第 1 版

印　　次：2026 年 2 月第 1 次印刷

标准书号：ISBN 978-7-117-38360-8

定　　价：29.00 元

打击盗版举报电话：010-59787491　E-mail：WQ @ pmph.com

质量问题联系电话：010-59787234　E-mail：zhiliang @ pmph.com

数字融合服务电话：4001118166　E-mail：zengzhi @ pmph.com

DISEASE

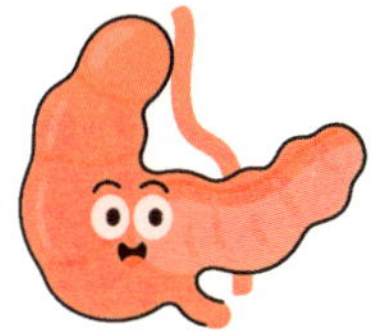

序言

人体，是宇宙间最精密的交响乐章。从脑海深处的神经网络到足底末梢的血管脉络，从每一次心跳的韵律到每一口呼吸的节奏，亿万细胞在无声中协奏着生命的宏大乐章。然而，当疾病的阴霾悄然降临，这部精密仪器的任何一处失衡，都可能让健康的天平倾斜，让生命的乐章走调。

健康中国的征程中，我们面对着前所未有的挑战：慢性病患者数以亿计，重大疾病发病率持续攀升，生活方式病成为新的时代隐患。更令人忧心的是，健康谣言与认知误区如雾霾般弥漫，使无数患者在求医路上迷失方向，于无知中错失良机，在犹豫中延误治疗。

《疾病防治百问百答》科普丛书的诞生，恰似一束医学之光穿透迷雾的温柔回应。这是一套立足全民健康、覆盖全身系统的健康科普巨著——从沉默的肝脏到隐秘的胰腺，从蜿蜒的消化道到精密的神经网络，从五官的感知门户到四肢百骸的协调运转。编写团队汇聚各领域专家，携手人民卫生出版社，以“破茧之智、践实之行、守正之诚”为笔，历时数载精心雕琢，终成这部横跨人体各大系统的健康图谱。此书不似传统医学典籍的艰深晦涩，而以“百问百答”的明灯之姿，为暗夜中的求医者照亮前路，为迷茫中的患者指引方向。其价值，在多重维度上熠熠生辉。

破茧之智，拨云见日

“癌症必然遗传”“指标正常即无恙”“偏方能治大病”——当这些似是而非的健康谣言仍在坊间流传，当“养生秘诀”与“神医妙方”仍蒙蔽着民众的双眼，本丛书以常见误区为靶心，用循证医学的智慧之剑破除谬误迷障。每一册书、每一问答，都是拨云见日的钥匙，将伪科学的面纱层层揭开，让“疾病可防、可控、可愈”的真理如晨曦普照，驱散笼罩在健康之路上的重重迷雾。

践实之行，织就防护之网

从肝脏的代谢密码到大脑的神经奥秘，从胰腺的内分泌平衡到耳鼻喉的感知通路，从胃肠的消化吸收到心血管的生命律动——本丛书如同一位经验丰富的向导，铺就一条贯穿“预防－诊断－治疗－康复”的全程健康通途。每一册都是一盏明灯，照亮某一系统的健康密码；所有分册汇聚一处，便织就成一张覆盖全身、贯穿全生命周期的健康防护大网。这不仅是临床智慧的结晶，更是“医者仁心”的深情表达。真正的医学，从不居于象牙塔中孤芳自赏，而是俯身大地播撒希望的种子，让健康的福祉惠及千家万户。

守正之诚，融古今长河

本丛书如同一座连接古今的医学桥梁——在传统医学的整体观中探寻现代医学的系统思维，从“治未病”的古老智慧里提炼预防医学的科学方案，将中华医道的人文关怀与现代医学的精准诊疗有机融合。这种穿越时空的医学对话，为患者开辟出融贯中西的康复坦途，恰是中华医学“守正创新、厚德济生”的生动写照。每一个答案，都植根于最新的医学进展；每一份关怀，都饱含着千年医道的温度。

以人为本，点燃希望之光

每一个问题，都源自真实临床场景中患者最关切的困惑；每一个答案，都饱含医者对生命最深沉的敬畏与关怀。本丛书不仅是知识的传递者，更是勇气的赋予者、希望的点燃者。它告诉患者：你并非孤身一人踏上抗病征途，现代医学已为你准备好御敌的铠甲；它提醒健康人：预防永远胜于治疗，健康生活方式便是最好的人生处方；它启迪每一位读者：了解自己的身体，就是对生命最好的尊重。

“在无声处听惊雷，于未病时筑长城。”本丛书的每一页都在诠释这个亘古不变的健康真理。从头顶到足底，从表及里，从局部到整体，这套丛书构建起一座守护全民健康的知识殿堂。愿每位读者都能从这些文字中汲取与身体对话的智慧，让生命在科学认知的守护下绽放应有的光彩。

因为守护健康的战役，从来不是一个人的孤军奋战，而是科学认知、医学精进与生命觉醒共同谱写的和谐乐章。当知识的光芒照进千家万户，当医学的温度融化疾病的坚冰，当每一个生命都能在正确认知中获得尊严与希望——这，便是这套丛书最深沉的使命，也是最美好的愿景。

健康是生命最宝贵的财富，认知是守护健康最有力的武器。愿这套丛书成为您与家人健康路上的良师益友，在岁月长河中守护生命之树常青，让健康中国的梦想在每一个家庭中生根开花。

中国科学院院士

中国医学科学院学部委员

2025 年 11 月

DISEASE

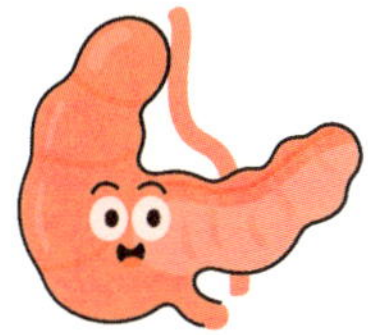

前言

胰腺，这个隐藏在腹腔深处、形似鱼形的器官，作为人体消化系统和内分泌系统的重要组成部分，默默承担着消化和调节血糖的重要职责。尽管胰腺在保障人体健康中扮演着如此重要的角色，但胰腺疾病却常常被人们忽视，甚至被误解。胰腺疾病的发病率呈逐年上升趋势，尤其是胰腺癌等恶性疾病，因其早期症状隐匿、诊断困难、治疗复杂，已成为威胁人类健康的重要问题之一。为了让更多人了解胰腺疾病，掌握预防、诊断和治疗的相关知识，我们编写了这本《胰腺疾病防治百问百答》。

胰腺疾病具有复杂性和高死亡率的特点，且公众对其认知普遍不足。许多患者在疾病早期未能及时察觉，导致病情恶化，甚至错过了最佳治疗时机。胰腺癌患者的 5 年生存率极低，而胰腺炎的反复发作可能导致慢性胰腺炎，进一步增加胰腺癌的风险。因此，普及胰腺疾病的相关知识，帮助公众提高对胰腺健康的重视程度，显得尤为重要。

编写本书的初衷是帮助读者从科学的角度认识胰腺，了解其功能与疾病的关系，并提供实用的预防和诊疗建议，让更多人能够在日常生活中守护胰腺健康。希望通过通俗易懂的语言、科学严谨的内容，向读者全面介绍胰腺的结构与功能、常见疾病的预防与治疗、术后康复与随访等知识。希望无论是普通读者，还是胰腺疾病患者及家属，都能从本书中找到实用的信息和指导，从而更好地应对胰腺疾病的挑战。

本书的编写团队汇聚了胰腺疾病领域的多位专家，包括长期从事胰腺外科手术的医生、专注于胰腺疾病研究的学者，以及擅长健康科普的作家。他们不仅具备深厚的专业知识，还拥有丰富的临床经验，能够从多角度、多层次为读者提供全面、实用的胰腺疾病知识。

在编写过程中，我们深入研究了近年来国内外关于胰腺疾病的前沿研究成果，并结合临床实践中的真实案例，力求为读者提供最新、最实用的知识。本书共分为 5 章，涵盖了胰腺疾病的流行病学与高危因素、预防与筛查、临床症状与诊治手段、术后康复过程及随访。每一章都以问答形式呈现，力求简洁明了，便于读者快速查找和理解。书中不仅详细介绍了胰腺炎、胰腺癌等常见疾病的病因、症状、诊断和治疗方法，还特别强调生活方式、饮食习惯对胰腺健康的影响，并提供科学的预防建议和术后康复指导。

本书得到多位专家、学者和临床医生的支持与帮助，他们为本书的内容提供了宝贵的意见和建议。在此，我们向所有为本书编写作出贡献的专家、学者和患者朋友表示衷心的感谢。

胰腺健康关乎每个人的生活质量，胰腺疾病的预防与治疗需要全社会的共同努力。希望通过本书的出版，能够帮助更多人了解胰腺疾病，掌握科学的预防和治疗方法，守护自己和家人的健康。让我们共同努力，维护胰腺健康，拥抱更加美好的未来。

尽管我们在编写过程中力求严谨和全面，但由于胰腺疾病的复杂性和相关医学研究的不断更新，书中难免存在疏漏和不足之处。真诚希望广大读者和同行能够提出宝贵意见和建议，以便我们不断完善和改进。

龚　伟　张贤彬

2025 年 10 月

第一章

关于胰腺疾病的那些事儿：流行病学与高危因素

第二章

在身边筑起健康的围墙：胰腺疾病预防与筛查

第三章

发现症状不要怕，对症下药是关键：胰腺疾病临床症状与诊治方法

第四章

不可忽视的康复过程：胰腺术后康复过程

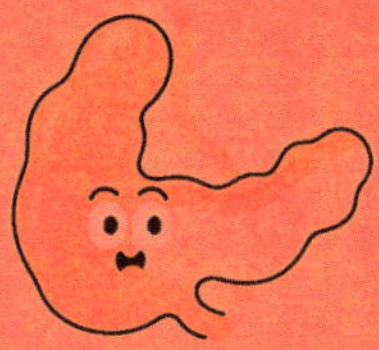

第一章

关于胰腺疾病的那些事儿：流行病学与高危因素

1 胰腺位于人体哪个部位

胰腺是人体内一个重要的消化腺体，形状像一条鱼，长约15cm。胰腺位于胃的后方，头部位于右侧，紧邻小肠起始部十二指肠，而尾部则在左侧，靠近脾脏。胰腺横置于第 1~2 腰椎体前方，紧贴腹后壁，后面是脊柱和大血管。

2 胰腺有哪些功能

胰腺是仅次于肝脏的第二大消化腺，胰腺可以分为外分泌部和内分泌部两部分，分别承担着胰腺的两大功能。

（1）消化功能：胰腺的外分泌部负责分泌胰液，其中包含各种消化酶（如胰蛋白酶、胰脂肪酶和胰淀粉酶等），它们能够分解食物中的蛋白质、脂肪和碳水化合物，促进人体对于营养物质的吸收。

（2）内分泌功能：胰腺的内分泌部胰岛可以分泌胰岛素和胰高血糖素等，这些激素共同作用维持人体血糖保持在正常范围内。

3 常见的胰腺疾病有哪些

胰腺疾病主要包括胰腺炎、胰腺癌、胰腺囊肿和胰腺功能不全等。胰腺炎是胰腺的炎症，可能是急性的或慢性的；胰腺癌是一种恶性肿瘤，因早期症状不明显，常常被忽视；胰腺囊肿是胰腺内出现的液体囊泡，通常是良性的；胰腺功能不全则指胰腺无法正常分泌消化酶或激素。

4 什么是胰腺炎

胰腺炎指由于各种原因导致胰腺消化酶/胰蛋白酶被异常激活后，对胰腺自身及周围脏器产生消化作用，导致器官损伤，发生“自我消化”，进而引发的炎症。

胰腺炎分为急性和慢性两种。急性胰腺炎主要表现为腹痛、恶心、呕吐、发热等症状，严重的甚至可以危及生命。急性胰腺炎反复发作可使胰腺功能严重受损，变为慢性胰腺炎，引起一系列消化功能减退症状和体重减轻。

急性胰腺炎根据病因分类，可分为胆源性急性胰腺炎、高脂血症性急性胰腺炎和酒精性急性胰腺炎，其中胆源性急性胰腺炎和高脂血症性急性胰腺炎在我国较为常见。

5 胰腺炎的诱因有哪些

胰腺炎的诱因很多，常见的有以下几种。

（1）饮食因素

1）过量饮酒：长期、大量饮酒是急性和慢性胰腺炎的主要诱因。酒精会刺激胰腺，进而导致炎症。

2）高脂肪饮食：摄入过多的高脂肪食物可能增加胰腺的负担，进而诱发炎症。

（2）胆道疾病

1）胆结石：胆结石可能阻塞胰腺导管，导致胰液无法正常排出，从而引发急性胰腺炎。

2）胆囊炎：胆囊的炎症也可能影响胰腺，增加胰腺炎的风险。

（3）药物因素：某些抗生素和利尿剂存在可能引起胰腺炎的不良反应。

（4）代谢疾病

1）高脂血症：高血脂可能导致胰腺炎。

2）糖尿病：糖尿病患者的胰腺功能可能受到影响，增加胰腺炎的风险。

（5）遗传因素：有胰腺炎家族史的人，患病风险可能更高，某些遗传性疾病也会增加患病风险。

（6）其他因素

1）外伤：腹部外伤可能直接损伤胰腺，引发炎症。

2）感染：某些病毒感染（如腮腺炎病毒）可能导致胰腺炎。

除此之外，临床中也有很多患者无法明确发病原因，被定义为特发性胰腺炎。

6 胰腺炎的发病率高吗

不同地区的人群，急性胰腺炎的发病率有所差异。急性胰腺炎的年发病率为每 10 万人中有 5~80 人。男性发病率通常高于女性，尤其是年龄在 40 岁以上的中年男性更为常见。慢性胰腺炎的发病率相对较低，为每 10 万人中有 5~15 人。

近年来，急性胰腺炎的发病率有所上升，这可能与人群饮食习惯的改变、酗酒现象的增加，以及肥胖率的上升密切相关。现代人对于高脂肪、高糖食物的摄入越来越普遍，这些因素都可能增加胰腺的负担，导致炎症。慢性胰腺炎的发病率也在逐渐上升，尤其是在长期饮酒和有家族史的人群中。

7 胰腺癌的发病率是多少

胰腺癌恶性程度高，患者 5 年生存率较低，通常在 10% 左右，主要因患者早期症状不明显，大多数患者在确诊时已处于晚期。目前胰腺癌在全球范围内的发病率逐年上升，是全球第七大癌症死亡原因，尤其在发达国家中更为常见。每年约有 46 万人被诊断为胰腺癌，且这一数字还在不断增加。

胰腺癌的发病率在不同地区存在显著差异。在美国、加拿大和一些欧洲国家，胰腺癌的发病率较高。这与这些地区人群的生活方式、饮食习惯（如高脂肪饮食）、吸烟率和肥胖率有关。在一些发展中国家，胰腺癌的发病率则相对较低，但随着人群生活方式的改变和西方饮食习惯的引入，发病率也在逐渐上升。胰腺癌的发病率具有性别差异，男性患胰腺癌的风险通常高于女性，这可能与男性更高的吸烟率和饮酒习惯有关。

8 哪些食物是胰腺健康的隐形杀手

胰腺在消化和调节血糖中扮演着重要角色，某些食物可能对胰腺造成伤害，成为“隐形杀手”。保持胰腺健康，饮食选择至关重要。应尽量避免高脂肪（油炸食品，如炸薯条、炸鸡等；加工肉类，如香肠、培根等）、高糖（甜点和糖果，如蛋糕、饼干和软饮料；精制碳水化合物，如白面包和白米饭等）、过量酒精和高盐（快餐和加工食品，如方便面、罐头食品等）的食物，选择新鲜水果、蔬菜、全谷物和健康脂肪（如坚果和鱼类）有助于保护胰腺。

9 胰腺疾病会遗传吗

普通类型的胰腺炎并不是遗传性疾病，通常不会遗传。但是部分特殊类型的胰腺炎有家族遗传倾向，如家族性复发性胰腺炎、遗传性胰腺炎、儿童慢性胰腺炎及家族性高脂血症相关性胰腺炎等，都具有一定的家族遗传倾向。此外，胰腺癌在有家族史的人群中也更为常见。在这种情况下，家族中有一个人患病，其他家庭成员的患病风险也会有所增加。

如果你有胰腺疾病家族史，了解自身风险并采取预防措施（如健康饮食、定期体检）是非常重要的。此外，保持健康的生活方式可以帮助降低胰腺疾病的风险。

10 生活方式对胰腺疾病有哪些影响

以下生活方式对胰腺健康有着显著的影响。

（1）吸烟：吸烟是胰腺癌的一个重要风险因素。有研究表明，吸烟者患胰腺癌的风险是非吸烟者的两到三倍。烟草中的有害物质会损伤胰腺细胞，促进癌变。

（2）饮酒：过量饮酒与急性和慢性胰腺炎密切相关。长期、大量饮酒会导致胰腺炎症，损害胰腺功能。

（3）饮食习惯：不健康的饮食习惯（如高脂肪、高糖和高盐的饮食），会增加胰腺负担，导致胰腺炎和胰腺癌。

（4）体重管理：肥胖是胰腺疾病的一个重要风险因素。超重或肥胖会增加胰腺的负担，导致胰腺炎和胰腺癌的患病风险。

（5）运动：规律的身体活动有助于维持健康的体重，改善代谢，降低胰腺疾病的风险。每周至少进行 150 分钟的中等强度运动（如快走、游泳或骑自行车）是推荐的运动目标。

综上所述，戒烟、适量饮酒、健康饮食，以及保持理想体重和规律运动都是预防胰腺疾病的重要措施。通过改善生活方式，我们可以有效降低胰腺疾病的风险，保护自身健康。

11 男性比女性更容易患胰腺疾病吗

胰腺疾病的发病确实与性别有关，男性的发病率和患病风险通常高于女性。这可能与男性更高的吸烟率和饮酒习惯有关。吸烟、饮酒和肥胖等因素常会导致他们面临更高的胰腺疾病风险。

12 环境因素与胰腺疾病有哪些关系

胰腺疾病的发生不仅与遗传和生活方式有关，环境因素也扮演着重要角色。环境污染和职业风险是影响人群胰腺健康的两个关键因素。环境污染，尤其是空气和水源污染，可能与胰腺疾病的发生有关。研究发现，长期暴露于某些污染物（如重金属、农药和化学溶剂）可能增加胰腺癌的风险。某些职业与胰腺疾病的患病风险增加有关，尤其是那些接触化学物质和有害环境的工作。了解这些风险因素并采取相应的预防措施，可以帮助降低胰腺疾病的发生率，守护健康。

13 如何早期识别胰腺疾病

胰腺疾病，尤其是胰腺癌和胰腺炎，患者的早期症状往往不明显，了解一些早期预警信号可以帮助我们及时识别和就医。以下是一些胰腺疾病常见的早期信号。

（1）**腹部疼痛**：胰腺疾病常伴有腹部疼痛，尤其是在上腹部或背部。

（2）**消化问题**：如果你经常感到恶心、呕吐、腹胀或消化不良，这可能是胰腺功能受损的信号。

（3）**体重下降**：不明原因的体重下降可能是胰腺疾病的一个重要信号。

（4）**黄疸**：黄疸指皮肤和眼睛发黄，胰腺疾病可能导致胆管被压迫，胆汁无法正常排出。如果出现黄疸，需及时就医。

（5）**食欲减退**：胰腺疾病可能导致食欲下降，进而影响饮食习惯。

（6）糖尿病症状：胰腺功能受损可能导致胰岛素分泌不足，从而引发糖尿病。

识别胰腺疾病的早期预警信号至关重要。腹部疼痛、消化问题、体重下降、黄疸、食欲减退和糖尿病等症状都是需要关注的信号。如果出现上述症状，建议尽快就医并进行相关检查。

14 胰腺炎会发展成胰腺癌吗

有可能。慢性胰腺炎是一种长期的胰腺炎症，可能导致胰腺功能逐渐下降，并增加胰腺癌的风险。科学研究发现，慢性胰腺炎患者得胰腺癌的机会是一般人的好几倍，而在胰腺癌患者中，也常常检查出慢性胰腺炎。这些证据都说明，慢性胰腺炎和胰腺癌之间有着密切的联系。因此我们建议早期、规范治疗急性胰腺炎，以避免胰腺炎迁延成慢性状态，进而增加发展为胰腺癌的概率。

15 胰腺疾病与人们的压力和情绪有关吗

胰腺疾病的发生不仅与生理因素有关，心理因素同样扮演着重要角色。压力和情绪状态对胰腺健康的影响不容忽视。

（1）压力的影响

1）激素变化：压力会导致人体激素水平的变化，特别是皮质醇的增加，可能影响胰腺的功能，增加胰腺炎和胰腺癌的风险。

2）生活方式改变：在压力状态下，人们往往会选择不健康的应对方式，如暴饮暴食、吸烟或酗酒，这些行为都会增加胰腺疾病的患病风险。

3）免疫系统抑制：长期压力可能削弱免疫系统，使身体更容易受到感染和疾病的侵袭，包括胰腺疾病。

（2）情绪状态的作用

1）焦虑与抑郁：这些情绪问题可能导致饮食不规律、缺乏锻炼和不良生活习惯，从而增加胰腺疾病的患病风险。

2）疼痛感知：情绪状态会影响个体对疼痛的感知和反应。焦虑和抑郁可能使人对胰腺疾病相关症状的敏感性增加，导致更严重的健康问题。

长期的心理压力和负面情绪可能增加胰腺疾病的患病风险。关注心理健康、采取积极的应对策略，可以帮助降低胰腺疾病的发病率，促进整体健康。

16 哪些人群容易患胰腺癌

胰腺癌是一种相对少见却极具侵袭性的癌症，以下人群属于高风险人群。

（1）高龄人群：胰腺癌的患病风险会随着年龄的增长而增加。尤其是70岁及以上的人群，患病概率更高。

（2）男性：男性患胰腺癌的风险通常高于女性。

（3）吸烟者：吸烟是胰腺癌的重要风险因素。研究表明，吸烟者患胰腺癌的风险是非吸烟者的两到三倍。

（4）肥胖和不良饮食：肥胖与胰腺癌的发生密切相关。高脂肪、高糖和低纤维的饮食习惯会增加胰腺癌的患病风险。

（5）糖尿病患者：糖尿病与胰腺癌之间存在一定关联。长期患糖尿病的人群，尤其是2型糖尿病患者，患胰腺癌的风险较高。

（6）有家族史者：有胰腺癌家族史的人群胰腺癌患病风险更高。

（7）慢性胰腺炎患者：慢性胰腺炎患者的胰腺组织长期受到炎症影响，可能增加胰腺癌的患病风险。

（8）患某些遗传综合征者：一些遗传综合征（如家族性胰腺癌综合征、遗传性乳腺癌－卵巢癌综合征等）也与胰腺癌的患病风险增加有关。

17 长期熬夜加班、不吃早饭会损伤胰腺吗

会。熬夜会打乱身体的生物钟，影响内分泌系统的正常运作，可能导致胰腺分泌功能紊乱，增加机体胰腺疾病的患病风险；不规律的作息和不良饮食习惯可能导致消化不良和胰腺负担加重，长

期不吃早饭可能导致胃酸分泌过多、刺激胰腺，增加慢性胰腺炎的患病风险；熬夜加班常常会伴随着高压力，心理压力会影响机体的整体健康，包括胰腺。心理压力还可能导致炎症反应，进一步损害胰腺功能。

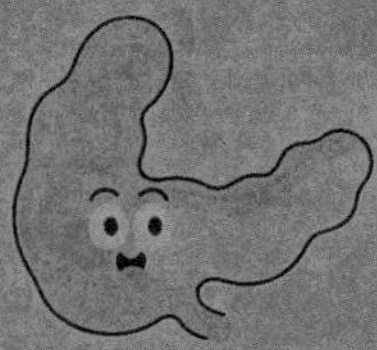

第二章

在身边筑起健康的围墙：胰腺疾病预防与筛查

18 少吃油腻食物可以预防胰腺炎吗

可以。油腻食物通常含有高脂肪和高热量，过量摄入会增加胰腺的负担。胰腺需要分泌更多的消化酶来处理这些脂肪，长期高负荷工作可能导致胰腺炎的发生。我们应该避免食用过多的油腻食物和辛辣食物，选择清淡、易消化的食物，如多吃水果、蔬菜和全谷物，这些食物可以提供丰富的纤维素，帮助消化、减轻胰腺的负担。

19 肥胖者容易发生胰腺炎吗

肥胖者重症胰腺炎的发病率是非肥胖者的 3 倍，主要原因是肥胖者常伴有血脂异常，如甘油三酯持续高于正常范围，是胰腺炎发生的危险因素之一。此外，如果是由于经常暴饮暴食导致的肥胖，可能刺激胰腺分泌更多胰液，胰液分泌量增多之后导致胰腺自身消化，进而导致胰腺炎的发生。

虽然肥胖者发生胰腺炎的可能性更大，但是非肥胖者也可能存在胰腺炎的其他危险因素，如不良饮食习惯、胆结石，以及长期抽烟、酗酒等。因此，无论体型胖瘦，如果存在胰腺炎的高危因素都应该注意，培养健康的饮食习惯，避免进食过多高脂肪类食物，多参加体育锻炼，促进体内多余脂肪的消耗。

20 如何通过运动降低胰腺疾病的患病风险

适量的运动可以显著降低胰腺疾病的风险。以下是运动如何帮助保护胰腺健康的几个关键点。

（1）控制体重：通过规律的锻炼，可以帮助我们保持健康的体重，减轻胰腺的负担，降低胰腺炎和胰腺癌的患病风险。

（2）控制血糖：运动有助于提高机体对胰岛素的敏感性，帮助调节血糖水平，降低胰腺的压力及功能受损的风险。

（3）降低炎症：适度的运动可以减少机体的炎症反应，帮助减轻胰腺的炎症，降低慢性胰腺炎的患病风险。

（4）促进消化：运动有助于促进消化系统的健康，增强肠道蠕动，减少消化不良的发生，减轻胰腺的负担。

（5）心理健康：锻炼不仅对身体有益，还能改善心理健康。心理压力与胰腺疾病的发生有关。

那么，该如何进行锻炼呢？

（1）选择适合的运动方式：可以选择快走、游泳、骑自行车或瑜伽等低等至中等强度运动。

（2）制订运动计划：每周至少 150 分钟的中等强度运动是一个好的目标，可以分散到几天进行。

（3）保持运动规律：坚持锻炼，养成运动习惯，才能更好地保护胰腺健康。

21 戒烟可以减少胰腺疾病的发生吗

可以。吸烟对健康的危害众所周知，而它与胰腺疾病之间的关系也不容忽视。吸烟会增加患胰腺癌风险，引发慢性胰腺炎，干扰胰腺的正常功能等。研究表明，戒烟可以显著降低机体胰腺癌和慢性胰腺炎的患病风险。即使是曾经吸烟的人，戒烟后，胰腺的功能和整体健康也会有所恢复。

22 出现哪些症状时需要警惕患胰腺炎

（1）上腹痛：胰腺炎最常见的症状之一就是上腹痛，并且是剧烈疼痛、持续性的疼痛，这种疼痛甚至还会向腰背部发散，往往还会伴随持续性的腹胀。

（2）发热：大多数属于中度发热，患者体温在 38~39℃，通常持续 3~5 天后会逐渐下降。不过，重型胰腺炎患者可能会持续数日体温不降并伴随中毒症状，当患者合并胆管炎时可能伴有高热、寒战。

（3）恶心和呕吐：当胰腺炎发病后，患者基本上会感觉出明显的恶心症状，尤其是早上。此外，患者还会经常呕吐，呕吐物一般是胃内容物和胆汁，且呕吐后也无法缓解腹痛和腹胀。

（4）吃油腻食物后不适：食用脂肪含量高的食物后容易出现

恶心的症状，这是由于胰腺炎患者的胰腺功能受损，难以消化油腻食物引起的。

（5）黄疸：在某些情况下，胰腺炎患者可能会出现皮肤和眼睛变黄的症状。

（6）排便异常：由于胰腺酶分泌不足，导致脂肪消化不完全，患者常会排出油腻、恶臭的粪便。

23 日常应该如何保护胰腺

（1）健康、均衡饮食：合理饮食，荤素搭配，减少油腻和辛辣刺激性食物的摄入，避免暴饮暴食。避免摄入高脂肪、高胆固醇的食物，多吃水果、蔬菜、全谷物和坚果。

（2）戒烟、限酒：吸烟是胰腺疾病重要危险因素，应主动戒烟；控制酒的摄入量，不要酗酒。

（3）积极锻炼：每周至少进行 150 分钟中等强度的有氧运动，如快走、游泳或骑自行车，以维持健康体重，防止超重和肥胖。

（4）定期体检：了解胆道情况，及时发现并治疗胆道疾病，尤其是有胰腺癌家族史者更要定期进行体检。

（5）合理使用药物：避免长期或不适当地使用某些药物，特别是那些可能影响胰腺功能的药物。

（6）降低压力水平：压力可能会间接影响胰腺的健康，应学习、掌握减压技巧，如进行冥想、深呼吸、瑜伽等。

（7）预防感染：保持良好的个人卫生习惯，以降低感染的风险，某些感染也可导致胰腺炎。

（8）预防高血脂病：及时了解自身血脂情况，控制血脂。血脂高的患者要注意降血脂治疗，减少诱发因素。

24 如何提高胰腺疾病的早期发现率

定期体检是预防和早期发现胰腺疾病的重要手段。通过定期的筛查，可以及时识别机体潜在的问题，采取有效措施，保护胰腺健康。

（1）早期发现：初期可进行腹部 B 超和血清肿瘤标志物的检查，若发现异常，建议进一步完善腹部增强计算机断层扫描（computer tomography，CT）、增强磁共振检查（magnetic resonance imaging，MRI）或者超声内镜的检查；对于前两步高度怀疑异常，但仍无法明确的，可进一步完善正电子发射计算机体层显像（positron emission computed tomography，PET/CT）或者腹腔镜探查明确诊断。

（2）识别高风险人群：某些人群（如有家族史、长期吸烟、肥胖或患糖尿病者）更容易患胰腺疾病，定期体检可以帮助这些高风险人群更早地筛查自身患病情况。

（3）监测胰腺功能：通过监测胰腺内外分泌酶等指标，可以及时发现胰腺功能的变化。

（4）改善生活方式：定期体检不仅可以发现疾病，还可以帮助医生为受检者提供健康建议，指导其采取更健康的生活方式，从而降低胰腺疾病的患病风险。

（5）心理健康支持：定期体检还有助于减轻受检者的焦虑和担忧。了解自身的健康状况，及时获得专业建议，可以增强受检者的信心，促进心理健康。

25 胰腺疾病高风险人群如何进行早期筛查

胰腺疾病（如胰腺癌和慢性胰腺炎）在某些人群中更为常见，尤其是有家族史的人。如果家族中有胰腺癌、乳腺癌、卵巢癌或结肠癌等癌症患者，您就可能属于高风险人群。对于高风险人群，建议定期进行胰腺疾病筛查。筛查频率应根据个人情况而定。一般建议高风险人群在 40 岁或更早时开始定期进行筛查，具体时间应与医生讨论，以制订个性化的筛查计划。医生可能会建议进行以下检查：①影像学检查，如超声、CT 或 MRI，可以帮助发现胰腺的结构变化或肿块；②血液检测，如检测肿瘤标志物（如 CA19-9），虽然不是特异性指标，但可以提供有用的信息。除了定期筛查，改变生活方式也能降低胰腺疾病的患病风险。保持健康的饮食、适量运动、戒烟和限酒，都是保护胰腺健康的重要措施。高风险人群可能常会感到焦虑和压力，定期进行健康检查和专业心理支持可以帮助缓解这些情绪，增强对健康的掌控感。

26 胰腺癌的早期预警信号有哪些

胰腺癌是一种严重的疾病，患者早期常常没有明显症状，因此识别潜在的预警信号至关重要。以下是一些胰腺癌的早期预警信号和潜在风险因素。

（1）持续腹痛： 如果出现持续的腹部疼痛，尤其是位于上腹部或背部的疼痛，可能是胰腺出现问题的信号。

（2）体重骤减： 无明显原因的体重减轻可能是胰腺癌的一个警示信号。胰腺癌可能影响患者的食欲和消化，导致体重下降。

（3）消化问题： 如果经常感到消化不良、恶心、呕吐或腹泻，这可能与胰腺功能受损有关。胰腺负责分泌消化酶，功能异常会影响食物的消化。

（4）黄疸： 皮肤和眼睛发黄（黄疸）是胰腺癌患者的一个明显症状。这是因肿瘤可能压迫胆管，导致胆汁无法正常排出，从而引起黄疸。

（5）糖尿病的突然出现： 如果您在中年后突然被诊断为糖尿病，尤其还伴随其他症状，可能需要关注胰腺健康。胰腺癌可能影响胰岛素的分泌。

（6）家族史： 有胰腺癌家族史的人群患病风险更高。如果家族中有人曾患此病，建议定期进行筛查。

27 如何预防慢性胰腺炎并发症

（1）**控制基础疾病**：积极治疗胆道疾病、高脂血症、糖尿病等，遵医嘱服药，定期复查。

（2）**调整生活方式**：戒烟、限酒，避免暴饮暴食，采取低脂、高蛋白饮食，规律进餐。

（3）**规范治疗与用药**：慢性胰腺炎患者要按医生制订的方案进行治疗，定期复诊，不可自行停药或减药。

（4）**监测病情变化与早期干预**：定期检查血糖、血脂、肝肾功能、胰腺功能（如粪便弹性蛋白酶）、营养指标（如维生素 A、维生素 D、维生素 E、维生素 K），以及腹部超声、CT、MRI（必要时）等，以便及早发现并发症并进行处理。如出现腹痛加剧、黄疸、消瘦、脂肪泻等，需及时就医。

（5）**注重日常保健**：保持良好心态，避免过度劳累，适当运动，增强体质。

28 糖尿病患者如何预防胰腺炎

胰腺炎与糖尿病关系密切，且相互影响。糖尿病患者应该注意保持血糖稳定，避免机体处于高血糖状态，以减少对胰腺的进一步损伤。

（1）科学饮食，稳糖降脂：饮食是预防糖尿病与胰腺炎的第一道防线。我们应遵循均衡饮食的原则，合理搭配膳食结构。减少高糖、高脂食物的摄入，增加膳食纤维的摄入量。

（2）规律运动，增强体质：运动不仅有助于降低血糖和血脂水平，还能增强身体免疫力，减少感染等诱发胰腺炎的因素。

（3）定期体检，早期干预：糖尿病患者应定期进行血糖、血脂及胰腺功能等相关检查，以便及时发现并处理潜在的胰腺炎风险。

（4）戒烟限酒，健康生活：糖尿病患者应戒烟限酒，保持健康的生活方式。

（5）心理调适，减轻压力：糖尿病患者应注意心理调适，保持积极乐观的心态。可以通过冥想、瑜伽等方式来放松身心、缓解压力。

（6）科学用药，避免药物损伤：糖尿病患者在使用降糖药物时，应严格遵医嘱用药，避免自行增减剂量或更换药物种类。

29 胰腺炎会传染吗

不会。胰腺炎本身不是传染性疾病。它通常由个人的生活习惯、健康问题或特定疾病引发，不会通过人际传播。如果您或周围的人患有胰腺炎，不用担心会传染他人或被传染，关键是早期发现并及时治疗，特别是对引发胰腺炎的基础病因进行控制和管理。

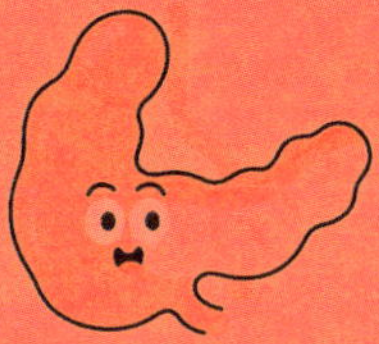

第三章

发现症状不要怕，对症下药是关键：胰腺疾病临床症状与诊治方法

30 胰腺疾病的常见症状有哪些

胰腺疾病的常见症状包括腹痛、恶心和呕吐、食欲减退、体重下降、黄疸、背部疼痛、消化不良，以及腹泻或油腻便等。如果出现以上症状，尤其是出现腹痛和黄疸，建议及时就医，以便进行必要的检查和治疗。早期发现和治疗胰腺疾病可以显著改善患者预后。

31 胰腺疾病导致的疼痛有哪些特点

（1）位置：疼痛通常位于上腹部，特别是在肚脐上方的区域。疼痛有时会向背部放射，患者可能会感到背部也出现不适。

（2）性质：这种疼痛常常被描述为锐痛、刺痛或钝痛。患者可能会感到一种持续的压迫感，或者像是被刀割一样的剧烈疼痛。

（3）发作方式：胰腺疾病的疼痛可能是间歇性的，也就是说，疼痛可能会突然发作然后又缓解。对于急性胰腺炎，疼痛通常会突然出现，且非常剧烈；而慢性胰腺炎的疼痛则可能较为隐匿，时轻时重。

（4）与进食的关系：许多患者进食后疼痛会加重，尤其是进食油腻或高脂肪的食物。这是因为胰腺在消化食物时需要分泌更多的消化酶，可能导致疼痛加剧。

（5）伴随症状：胰腺疼痛常常伴随其他症状，如恶心、呕吐、食欲减退和体重下降。这些症状可能会加重患者的疼痛感。

（6）持续时间：急性胰腺炎患者的疼痛可能持续数小时到数天，而慢性胰腺炎患者的疼痛则可能持续数周或更长时间，且可能会反复发作。

32 如何区分急性胰腺炎和慢性胰腺炎

急性胰腺炎通常发作突然，患者可能在短时间内感到剧烈的上腹痛，伴有恶心、呕吐、发热和心跳加快等全身不适，症状通常会持续数小时到数天，严重时可能需要住院治疗；慢性胰腺炎患者的症状则是逐渐加重的，可能在几个月或几年内逐渐加重，疼痛较轻且伴随消化不良、腹胀及腹泻或油腻便等消化问题。

33 胰腺疾病患者为什么会出现黄疸

黄疸指皮肤和眼睛的白色部分变黄，这种现象通常是由于患者体内胆红素水平升高引起的。当胰腺疾病发生时，黄疸的出现主要与以下因素有关。

（1）胆管受压或阻塞：胰管和胆管共同开口于十二指肠大乳头，当胰腺发生炎症（如急性胰腺炎）或肿瘤（如胰腺癌）时，可能会压迫或阻塞胆管，导致胆汁无法正常排出。这时，胆红素就会在血液中积聚，从而引发患者出现黄疸。

（2）肝脏功能受损：胰腺疾病有时会影响患者的肝脏功能，尤其是在患严重的胰腺炎或胰腺癌的情况下。患者的肝脏无法有效处理和排出胆红素，导致其在血液中积聚，出现黄疸。

如果胰腺疾病患者出现黄疸，建议及时就医，进行必要的检查和治疗，以便找出病因并采取相应措施。

34 胰腺疾病的诊断方法有哪些

胰腺疾病的诊断通常需要综合多种方法，以便准确评估患者胰腺的健康状况。包括病史和体检，血液检查（血淀粉酶、脂肪酶、肝功能、肿瘤标志物等），影像学检查（超声检查、CT、MRI），内镜检查（超声内镜、内镜逆行胰胆管造影）及组织活检等。医生会根据患者的具体情况选择合适的检查手段。及时的诊断对于胰腺疾病患者的治疗和预后至关重要。

35 血液检查对胰腺疾病的诊断有哪些帮助

血液检查在胰腺疾病的诊断中起着重要的作用，能够提供有关患者胰腺功能和健康状况的关键信息。

（1）检测胰腺消化酶：淀粉酶和脂肪酶，这两种酶是胰腺分泌的主要消化酶。患急性胰腺炎时，患者血液中的淀粉酶和脂肪酶水平通常会显著升高。

（2）评估肝功能：胰腺与肝脏相邻，胰腺疾病可能影响患者的肝功能。通过检测肝功能指标（如胆红素、转氨酶等），医生可以了解患者胆管是否受到压迫或阻塞，这在黄疸患者中尤为重要。

（3）检测炎症标志物：血液中的某些标志物（如 C 反应蛋白）可以反映患者体内的炎症水平。急性胰腺炎患者通常伴随炎症反应，检测这些标志物有助于评估患者病情的严重程度。

（4）肿瘤标志物：CA19-9 是一个常用的肿瘤标志物，尤其在胰腺癌的诊断中。虽然 CA19-9 水平升高并不一定意味着患癌，但它可以帮助医生评估个体患胰腺癌的可能性，并监测治疗效果。

（5）评估营养状态：胰腺疾病可能导致患者出现消化不良和营养吸收不良，血液检查可以帮助评估患者的营养状态，指导饮食和补充营养。

36 CT 检查在胰腺疾病诊断中有哪些作用

CT 检查在胰腺疾病的诊断中发挥着重要作用，能够提供详细的胰腺影像，帮助医生评估病情。CT 检查能够生成高分辨率的三维影像，清晰显示胰腺的结构和周围组织。这使得医生能够更好地观察患者胰腺的形态、大小和位置，识别异常情况。在急性胰腺炎的情况下，CT 检查可以评估胰腺的炎症程度、是否有液体积聚或坏死组织。对于胰腺肿瘤，CT 检查能够显示肿瘤的大小、位置及其是否侵袭周围组织。CT 检查还可以帮助识别与胰腺疾病相关的并发症，如胰腺假性囊肿、胆管阻塞或腹腔内感染。这些信息对于制订治疗方案至关重要。在某些情况下，CT 检查可以用于指导介入治疗，例如引导医生进行穿刺活检或引流腹腔积液。这有助于获取组织样本以进行进一步分析，或减轻患者的症状。对于已经确诊的胰腺疾病患者，CT 检查可以用于定期监测病情变化，评估治疗效果，帮助医生调整治疗方案。

37 超声内镜在胰腺疾病诊断治疗中有哪些作用

超声内镜（endoscopic ultrasonography，EUS）是一种结合内窥镜和超声技术的检查方法，在胰腺疾病的诊断和治疗中发挥着重要作用。超声内镜能够提供高分辨率的胰腺影像，医生可以通过内窥镜直接观察患者胰腺及其周围结构，早期发现胰腺肿瘤、囊肿或其他病变。由于其高灵敏度，EUS 能够检测到较小的病变，这对于早期诊断胰腺癌至关重要。通过超声内镜，医生可以评估患者胰腺病变的性质（如良性或恶性），并判断其与周围组织的关系。在检查过程中，超声内镜可以进行细针穿刺活检（fine needle aspiration，FNA），获取胰腺组织样本进行病理检查。这种方法相对安全且有效，能够帮助确诊胰腺癌或其他疾病。在某些情况下，超声内镜还可以用于指导治疗，例如引流胰腺假性囊肿或胆管阻塞。这种介入治疗可以减轻患者的症状，提高生活质量。超声内镜是一种重要的诊断工具，能够提供清晰的胰腺影像，帮助早期发现病变、评估病情并指导治疗。对于胰腺疾病的管理，超声内镜的应用具有重要意义。

38 如何治疗急性胰腺炎

急性胰腺炎治疗的主要原则是减轻患者胰腺的负担、控制炎症和预防并发症。

（1）禁食：在急性胰腺炎发作时，患者通常需要禁食，以减少对于胰腺的刺激，减轻炎症。在症状缓解后，患者可从清淡流质食物开始逐渐恢复饮食。

（2）补液和电解质平衡：通过静脉输液补充水分和电解质，有助于维持患者机体的正常功能，防止水电解质失衡。

（3）疼痛管理： 急性胰腺炎患者常伴有剧烈的腹痛，医生会根据患者的情况给予适当的止痛药物，以缓解疼痛，提高患者的舒适度。

（4）控制炎症： 在某些情况下，医生可能会使用抗生素来预防或治疗感染，尤其是当患者出现并发症（如胰腺坏死或感染）时。

（5）处理病因： 如果急性胰腺炎是由胆结石、酗酒或其他因素引起的，医生会针对病因进行治疗，可能需要进行手术取出患者的胆结石或对其进行戒酒治疗。

（6）并发症处理： 对于合并感染、出血、消化道穿孔或胰周脓肿、假性囊肿等后期并发症的患者，需通过开放或微创的外科手术，进行引流及清除坏死组织的治疗。

39 如何治疗慢性胰腺炎

慢性胰腺炎的治疗主要包括非手术治疗、内镜微创治疗及手术治疗。治疗原则是纠正病因、控制症状，预防和治疗并发症，改善生活质量。

（1）非手术治疗： 包括饮食管理、疼痛的治疗、外分泌功能不良引起的脂肪泻或腹泻治疗，以及糖尿病等并发症的治疗。患者应遵循低脂、易消化的饮食方式，避免摄入油腻食物，以减轻胰腺负担；一般控制疼痛选择的药物首选非甾体类抗炎药；外分泌功能不良引起的脂肪泻一般采用外源性胰酶替代治疗辅以饮食治疗；糖尿病等并发症按其他病症的治疗原则进行治疗。

（2）内镜治疗：主要用于慢性胰腺炎导致的 Oddi 括约肌狭窄、胆总管狭窄、胰管狭窄和胰管结石，其主要治疗机制是通过胰管减压达到治疗目的，具有简单性、微创性、恢复时间短及疗效确切的优势。

（3）外科治疗：是缓解或消除腹痛等症状最有效的方法，当慢性胰腺炎合并胆道梗阻、十二指肠梗阻或怀疑癌变时，患者应尽早进行手术，以减轻患者疼痛，延缓疾病进展。

40 胰腺炎患者可以进行微创治疗吗

可以的。大部分轻型胰腺炎患者可通过保守治疗得以好转，对于中重度胰腺炎且存在感染性坏死的患者，目前推荐通过“Step-up”方式进行治疗，即首先进行 B 超或 CT 引导下的穿刺引流，对引流效果不佳的患者依次进行微创辅助清创和开腹手术。因此，大部分胰腺炎患者可以通过微创治疗好转。

41 胰腺炎患者的血清淀粉酶都会升高吗

不一定。通常来说，大部分胰腺炎患者的血清淀粉酶是升高的。血清淀粉酶一般在患者发病开始 6~12 小时后升高，通常持续3~5天后下降，在此期间以外，患者检测血清淀粉酶不会升高。此外，在病情极轻和极重的胰腺炎患者中，血清淀粉酶也不一定升高。而且血清淀粉酶的升高程度与患者病情的严重程度并不相关。

42 胰腺炎患者需要进行增强CT检查吗

建议做。CT检查是诊断急性胰腺炎的重要依据。一般来说，平扫CT可显示包括胰腺水肿、胰周渗出、胰腺和/或胰周组织坏死等典型胰腺炎表现。而增强CT检查则可准确反映是否存在胰腺坏死及其范围，对胰腺炎的严重程度评估和治疗有重要意义。因此，胰腺炎患者尤其是重症胰腺炎患者，建议完善腹部增强CT检查。

43 急性胰腺炎患者需要使用抗生素吗

视情况而定。对于没有感染证据（即没有持续性的发热、血化验白细胞及降钙素原水平基本正常）的胰腺炎患者，不推荐预防性使用抗生素。对于可疑或确诊的胰腺炎合并感染（如胰周、胆道系统、肺部、泌尿系统及导管相关感染等）的患者，则可使用抗生素抗感染。一般先经验性对患者使用抗生素，同时尽快完善感染标本培养，根据细菌培养和药物敏感性试验结果调整抗菌药物的使用。

44 急性胰腺炎患者会出现发热吗

可能会。大多数情况下，急性胰腺炎的患者会处于机体应激状态或者合并感染，可能会出现发热。一般患者病情越重，发热的概率越高。患者发热不超过 38.5℃时，可以使用物理降温，包括温水擦浴、冰敷，或者是使用退热贴，能够起到辅助降温的效果。当患者体温超过 38.5℃时，除使用药物降温外，还应尽快进行病因治疗（如抗感染、穿刺引流坏死组织、去除感染灶等），以改善患者病情。

45 急性胰腺炎患者需要进行腹腔穿刺或内镜治疗吗

视情况而定。对于轻中症胰腺炎患者，如不伴有感染性胰腺坏死，通常不需要进行腹腔穿刺或者内镜治疗。对于存在感染性坏死的重症胰腺炎患者，往往需要通过影像学或内镜引导下穿刺置入引流管，以控制胰腺或胰周的感染。腹腔穿刺首选经腹膜后路径穿刺，可在超声或 CT 引导下进行，内镜治疗可经胃壁或十二指肠壁进行穿刺引流，是胰腺炎患者降低腹内压，控制感染的重要手段。

46 急性胰腺炎患者如何进行营养支持

众所周知，禁食是急性胰腺炎患者的重要治疗手段。大多数患者早期会禁食并进行静脉补液治疗。若患者病情较轻，短期内可以开放饮食，无须额外的营养支持；若患者病情较重，则需要长期禁食，并早期给予营养支持，包括肠外营养和肠内营养。相较肠外营养，肠内营养更加安全可靠，因此建议应尽早开展经口或肠内营养。

47 所有胰腺炎患者都要进行手术吗

不一定。大多数胰腺炎患者可通过保守治疗以缓解病情。对于胰腺炎合并感染性坏死的患者，往往需要进行手术治疗，目前推荐“Step-up”方式治疗，即首先进行 B 超或 CT 引导下的穿刺引流，对于引流效果不佳的患者，依次进行微创辅助清创和开腹手术。开腹手术适用于重症胰腺炎通过保守、穿刺、微创等手段仍无法控制感染且病情进行性加重的患者。这类患者一般营养情况较差，并发症多，且胰腺处于腹膜后器官，周围有很多重要脏器和大血管，手术风险很高，预后较差。

48 胰腺癌患者的早期症状有哪些

胰腺癌患者的早期症状并不明显，很容易被忽视或误诊为胃肠疾病，耽误最佳治疗时机，但通过以下线索以发现胰腺癌。

（1）腹部不适或腹痛：60% 的胰腺癌患者初期会出现间歇性上腹疼痛和闷堵感，通常在夜间疼痛加重，疼痛可辐射至胸部、背部，常常被误以为是慢性胃炎而延误诊治。

（2）黄疸：胰头或胰腺钩突的肿瘤可能压迫胆总管引起梗阻性黄疸，患者会出现皮肤、巩膜和小便变黄，且症状会持续性、进行性加深，以及出现大便颜色变浅呈灰陶土色等表现。

（3）消化道症状：表现为食欲不振、消化不良、腹胀及腹泻，有的患者还会出现恶心、呕吐等现象。

（4）体重减轻：胰腺癌会导致患者出现食欲不振、焦虑、失眠、消化及吸收障碍，约 90% 患者会出现短期体重迅速减轻的情况。如果短期内体重无原因下降 10% 以上，一定要检查胰腺是否出现问题。

（5）糖尿病：患胰腺癌可能影响机体胰岛素分泌，导致新发糖尿病或糖尿病控制不良。如果突然出现糖尿病症状（如口渴、频繁排尿和疲劳），需引起重视。

49 如何诊断胰腺癌

胰腺癌患者的临床表现缺乏特异性，需要借助于影像学、肿瘤指标等检查手段。胰腺癌典型的影像表现为增强 CT 或 MRI 检查显示乏血供病灶（部分神经内分泌癌可表现为富血供），肿瘤指标 CA19-9 的升高对于诊断胰腺癌具有很高的价值。如果患者为胰腺上占位病灶可疑，可以利用超声内镜检查进一步提高分辨率。如怀疑胰腺癌有远处转移或者胰腺上病灶较难区分良恶性，可以对患者进行 PET/CT 检查。组织病理学和 / 或细胞学检查是诊断胰腺癌的“金标准”。目前，获得组织病理学或细胞学标本的方法包括：①在超声、EUS 或 CT 引导下进行穿刺活检；②腹水脱落细胞学检查；③腹腔镜或开腹手术下探查活检。

50 胰腺肿瘤患者出现黄疸意味着已经晚期了吗

不一定。胰腺肿瘤包括胰头肿瘤、胰体尾肿瘤和胰腺多发肿瘤。对于胰头肿瘤患者，可以在疾病早期出现黄疸，此时可以通过内镜逆行胰胆管造影术（endoscopic retrograde cholangiopancreatography，ERCP）或者根治性手术解除黄疸。对于胰体尾肿瘤患者，若出现黄疸，往往提示肿瘤较大或者出现转移，此时患者已失去进行根治性手术机会，可视情况行

ERCP 或经皮肝穿刺胆道引流术（percutaneous transhepatic cholangial drainage，PTCD）进行减黄，然后再予以新辅助治疗。

51 胰腺癌的治疗方法有哪些

（1）手术治疗

1）根治性手术：胰腺癌患者早期建议行根治性手术切除。手术切除是胰腺癌患者获得治愈机会和长期生存的唯一有效方法。

2）姑息性手术：如果肿瘤无法完全切除，手术可能用于缓解症状，如解除胆道阻塞。

（2）化学治疗（简称“化疗”）：对于胰腺癌患者，化疗可以在手术后（辅助化疗）或在手术前（新辅助化疗）进行。常用的化疗药物包括吉西他滨和氟尿嘧啶。

（3）放射治疗（简称“放疗”）：放疗是使用高能射线（如 X 射线）来杀死癌细胞，可以与化疗联合使用，尤其是在手术前或手术后，可提高治疗效果。放疗也可以用于缓解疼痛。

（4）靶向治疗：靶向治疗是针对特定癌细胞特征的药物治疗。对于某些类型的胰腺癌，可能会使用靶向药物，如纳武利尤单抗等。

（5）免疫治疗：免疫治疗是通过增强身体的免疫系统来对抗癌症。目前一些临床试验正在探索其潜力。

（6）支持性治疗：除上述治疗外，患者还可能需要支持性治疗来缓解症状和改善其生活质量，包括疼痛管理、营养支持和心理辅导等。

52 是不是所有胰腺肿瘤患者都需要进行手术

不一定。并非所有的胰腺肿瘤患者都需要进行手术治疗。医生需根据肿瘤的类型、大小、位置，以及是否已经扩散到其他部位等特点决定患者是否需要进行手术治疗。

对于某些胰腺良性肿瘤，不会引起症状且没有恶变的风险或恶变风险极低，患者一般不需要手术治疗，可以选择密切观察。但对于胰腺恶性肿瘤患者，手术通常是最有效的治疗方法。如果肿瘤出现转移，患者已没有进行根治性手术的机会，此时患者可能更适合采用化疗、放疗或靶向治疗等新辅助治疗。某些情况下，由于肿瘤的位置、患者的整体健康状况或合并其他疾病，患者可能也不适合进行手术。

53 胰腺肿瘤的手术治疗方式有哪些

胰腺肿瘤的手术治疗方式主要取决于肿瘤的位置、大小以及与周围组织的关系。常见的手术治疗方式包括以下几种。

（1）胰十二指肠切除术：又称惠普尔术，是最常见的胰腺手术之一，用于处理位于胰头的肿瘤。手术会切除胰头、十二指肠、胆囊、胆总管和部分胃，随后重建消化道。尽管该手术复杂且风险较高，但对于早期胰头癌患者而言，胰十二指肠切除术是唯一有治愈可能的手术方式。

（2）胰腺体尾切除术：这类手术主要针对位于胰体尾的肿瘤。根据肿瘤的良恶性及与脾血管的关系，切除范围包括胰尾及部分胰体，有时还会切除脾脏。

（3）全胰腺切除术：如果肿瘤涉及整个胰腺，可能需全胰腺切除术。整个胰腺被切除后，由于胰腺功能丧失，患者将需要终身依赖胰岛素治疗和酶替代疗法。

（4）局部切除术：对于一些胰腺良性肿瘤，可以通过局部切除肿瘤达到治愈的效果。

近年来，微创手术在胰腺肿瘤治疗中越来越普及，包括腹腔镜手术和机器人辅助手术，具有创伤小、患者恢复快、感染风险低等优势。

54 如何缓解胰腺癌患者的疼痛

胰腺癌患者通常会面临剧烈的疼痛，为缓解疼痛，通常需要综合治疗和个体化的管理方案，常见的缓解方法主要包括以下几种。

（1）**药物治疗：**药物治疗是缓解胰腺癌疼痛的主要手段，包括止痛药（轻度疼痛，非甾体抗炎药，如布洛芬或对乙酰氨基酚；中重度疼痛，阿片类药物）、抗抑郁药、抗惊厥药等。

（2）**放射治疗：**放射治疗通过放射线杀死癌细胞，以减轻肿瘤对周围组织的压迫，从而缓解疼痛。

（3）**神经阻滞技术：**如果疼痛极其剧烈，且药物治疗效果不理想，可以考虑腹腔神经丛阻滞，它能够有效减轻与胰腺癌相关的上腹部和背部疼痛。

（4）**物理治疗：**物理治疗包括针灸、按摩、热敷等方法，可以在一定程度上缓解疼痛。

（5）**心理治疗：**心理治疗可以帮助患者调整心态，减轻焦虑和恐惧，提高应对疼痛的能力。

（6）**寻求社会支持：**面对胰腺癌疼痛，患者往往感到无助和孤独。此时，患者可以加入胰腺癌患者交流群，也可以与家人、朋友保持沟通，倾诉内心的感受，以得到情感支持。

55 胰腺囊性肿瘤的治疗方法有哪些

胰腺囊性肿瘤（pancreatic cystic neoplasm，PCN）是胰腺内含有液体的囊状结构，通常分为良性和恶性两种类型，部分囊性肿瘤可能具有恶变可能。

治疗方法因囊肿的类型、大小、位置以及患者的一般情况而异。常见的治疗方法包括以下几种。

（1）密切随访：对于某些小而无症状的囊性肿瘤，尤其是没有恶变风险的类型，可以选择定期观察。通过 CT、MRI 或 EUS 及血清肿瘤指标等定期检查囊肿的大小和特征变化。

（2）内镜下治疗：对于某些特定类型的胰腺囊性肿瘤，特别是小且位于导管内的囊肿，可通过内镜下行囊肿引流或囊肿壁活检。

（3）手术切除：如果囊性肿瘤具有恶变风险或患者已出现相应症状，手术切除通常是首选治疗方法。包括胰十二指肠切除术、胰腺体尾切除术和局部切除术。

（4）化疗和放疗：如果囊性肿瘤被诊断为恶性，可能需要进行化学治疗或放射治疗。这些治疗方法可以帮助控制肿瘤的生长和扩散。

（5）支持性治疗：对于症状明显的患者，支持性治疗（如疼痛管理、营养支持等）也非常重要，以提高患者的生活质量。

56 多发性的胰腺疾病患者需要切除整个胰腺吗

不一定。多发性的胰腺疾病患者是否需要切除整个胰腺取决于以下几个因素。

（1）疾病类型：如果胰腺内有多发性的恶性肿瘤或癌前病变，尤其是这些病变分布广泛且无法通过部分切除达到治愈，可能会考虑全胰切除术。

（2）病变范围：如果病变局限于胰腺的一个部分（如胰头或胰尾），通常可以通过部分切除来治疗；如果病变广泛分布于整个胰腺且无法通过局部切除治疗，需要考虑全胰切除术。

（3）患者的整体健康状况：全胰切除术具有显著的风险和长期影响，包括永久性糖尿病和需要终身酶替代治疗。因此，医生会非常慎重地评估患者的整体健康状况和生活质量，并与患者讨论术后生活的改变。

（4）病变的恶性潜能：对于一些具有较高恶性潜能的多发性囊性病变，如果这些病变无法通过部分切除完全去除，可能会考虑全胰切除术。

（5）患者的偏好和术后生活质量：全胰切除术会导致胰腺功能的完全丧失，患者需要终身依赖胰岛素注射和酶替代治疗。因此，患者的偏好和对术后生活质量的期望也会影响手术决策。

57 为什么胰腺炎患者在发病初期或明确诊断后要禁食、禁水

这是因为食物的摄入会刺激胰腺，引起胰液分泌增多，从而加重胰腺的损伤，不利于胰腺炎患者病情的恢复，甚至有可能会使病情加重。禁食、禁水主要是为了减轻患者胰腺的负担，从而降低炎症、疼痛和呕吐的风险。禁食可以帮助胰腺休息，有利于胰腺的自

我修复，促进患者康复。

禁食、禁水的时间通常根据患者病情的严重程度而定，一般轻症患者需禁食 4~7 天，重症患者需禁食 2 周左右。

58 胰腺炎患者发作后该如何饮食

（1）急性发作期：为抑制胰腺的分泌并防止肠胀气，此时患者应该停止一切膳食，同时可根据病情进行肠外营养。

（2）临床缓解期：患者度过急性发作期后进入缓解期，体温恢复正常，血液白细胞和淀粉酶正常后可给予流体膳食，该膳食为不含脂肪和蛋白质的纯糖类，如米汤、稀藕粉、果汁及蔬菜汁等。少食多餐，每日 5~6 餐，每餐 100~200mL。禁食牛奶、豆浆、肉汤等含脂肪和蛋白质较高的食物，以免刺激胰腺分泌，诱发疼痛。

（3）疾病恢复期：恢复初期患者在适应无脂纯糖类膳食一段时间后，可逐渐增加摄入一些细软、少渣、易消化且不含脂肪的食物，如煮得较烂的大米粥、细挂面、面包，同时注意供给充足的维生素。还可逐渐增加一些含适量蛋白质但低脂肪食物，如鸡蛋清、嫩豆腐等。

在整个疾病恢复过程中，患者不可进食高脂肪食物，绝对禁止饮酒，少吃煎、炒加工食物，多吃蒸、炖加工食物，以利消化吸收。调味品不宜太酸、太辣，盐也不宜多。不宜吃易产气致腹胀的食物，如炒黄豆、蚕豆、豌豆及红薯等。

59 胰腺癌的常见突变基因有哪些

胰腺癌在发生、发展的过程中，基因组改变发挥着重要的作用。在过去的十年中，已经发表了几个大型的测序队列。其中，基于对 20661 个编码蛋白的高通量 Sanger 测序，鉴定出 4 个胰腺癌主要驱动因素，即 *KRAS*、*TP53*、*CDKN2A* 和 *SMAD4*。

（1）*KRAS*：约 90% 的胰腺癌患者存在此基因的突变，主要影响肿瘤的发生和进展。

（2）*TP53*：50%~70% 的胰腺癌患者存在此基因的突变，与癌症的恶性程度相关。

（3）*CDKN2A*：30%~40% 的胰腺癌患者存在此基因的缺失，影响细胞周期调控。

（4）*SMAD4*：50% 的胰腺癌患者存在此基因的突变，与肿瘤转移相关。

60 什么是胰腺癌的靶向治疗

胰腺癌的靶向治疗是一种针对特定分子靶点的治疗方法，用靶向药物瞄准癌细胞上的分子靶点，通过干扰癌细胞生长、分裂和扩散，达到精准打击癌细胞目的。常见的靶点包括与细胞信号传导、增殖和血管生成相关的分子。靶向治疗可以与化学治疗或免疫治疗联合使用，以提高治疗效果。此方法的优势在于能更精准地作用于肿瘤细胞，具有较高的特异性，对正常细胞的不良反应较小。

目前，胰腺癌治疗中常用的靶向药物可分为两类：一类是小酪氨酸激酶抑制剂（tyrosine kinase inhibitor，TKI）分子，其通过与 EGFR 中酪氨酸激酶的磷酸化位点竞争性结合，阻断 EGFR 与 ATP 的相互作用，从而抑制酪氨酸磷酸化与下游信号转导，主要包括阿法替尼、赛洛替尼、厄洛替尼等；另一类是 EGFR 胞外区单克隆抗体，可阻断配体与受体的结合，包括曲妥珠单抗、西妥昔单抗、尼妥珠单抗等。其他如 PARP 抑制剂（如奥拉帕利、维利帕尼、卢卡帕利及他拉唑帕利）、NTRK 抑制剂（如拉罗替尼、恩曲替尼）及 KRAS 抑制剂（KRAS G12C 抑制剂索托拉西布、KRAS G12C 抑制剂阿达格拉西布）。

61 哪些患者适合进行靶向治疗，可能出现哪些不良反应

靶向药物是针对肿瘤的特定突变基因进行治疗的，因此并非所有患者都适用。靶向药物用在有“靶点”的患者身上，其疗效是“神奇”的，但用在“不对”的患者身上，则完全无效。因此，患者在进行靶向治疗之前通常需要进行基因检测，检测癌细胞是否有变异基因，如有突变基因，医生会针对这个突变的基因，选择合适的分子靶向药物对患者进行靶向治疗。

进行靶向治疗患者可能出现的不良反应包括乏力、发热、皮疹、关节痛、恶心、呕吐、腹泻、高血压、静脉血栓、蛋白尿、心肺功能下降及肝功能异常等。

需要注意的是，某些靶向治疗不良反应的出现可能对于患者而言是“吉兆”。例如，在使用靶向药物（如仑伐替尼、瑞戈非尼治疗）时发生手足综合征的患者，往往比不发生的患者治疗效果更好；使用贝伐单抗治疗时发生高血压的患者通常也比不发生的患者治疗效果更好。因此，当出现不良反应时，患者不要恐慌，可以将出现的药物不良反应记录下来，及时与医生沟通。

62 什么是胰腺癌的免疫治疗

免疫治疗是一种利用患者自身免疫系统来对抗癌症的方法，旨在激活人体免疫系统，依靠自身免疫机能杀灭癌细胞和肿瘤组织。常见的免疫治疗包括免疫检查点抑制剂、癌症疫苗、细胞疗法和单克隆抗体。这种治疗可以针对特定类型的癌症，且在一些患者中显示出良好的疗效。相较于传统治疗，免疫治疗的不良反应通常较少，但效果因个体差异而异。

根据肿瘤免疫治疗的原理，胰腺癌的免疫治疗方式大体可分为两类，包括被动免疫和主动免疫。被动免疫是给人体输注外来的免疫效应物质，直接对抗肿瘤。主动免疫是给人体输注免疫治疗药物以刺激人体产生抗肿瘤的免疫应答反应。

目前，应用比较广泛的是免疫检查点抑制剂包括程序性死亡分子 PD-1 及其配体 PD-L1、细胞毒 T 淋巴细胞相关抗原 CTLA-4 抑制剂。可用于胰腺癌治疗的免疫检查点抑制剂包括 PD-1 抑制剂帕博利珠单抗（推荐用于具有 MSI-H 或 dMMR 分子特征的转移性胰腺癌患者）、纳武利尤单抗、多塔利单抗及 CTLA-4 抑制剂伊匹木单抗。

63 哪些胰腺癌患者适合进行免疫治疗

免疫治疗是一种新兴的胰腺癌治疗方法，但并非所有患者都适合。

（1）肿瘤类型

1）微卫星不稳定性（microsatellite instability）：一些胰腺癌患者的肿瘤可能表现出微卫星不稳定性，这意味着肿瘤细胞在 DNA 修复方面存在缺陷。这类患者通常对免疫治疗反应较好。

2）肿瘤突变负荷（tumor mutational burden，TMB）：肿瘤突变负荷高的患者，意味着肿瘤细胞中有更多的突变，这可能使其更容易被免疫系统识别，从而对免疫治疗产生更好的反应。

（2）疾病分期：对于一些局部晚期或转移性胰腺癌患者，免疫治疗可能作为一种治疗选择，尤其是在其他治疗（如化学治疗）效果不佳的情况下。

（3）身体状况：适合免疫治疗的患者通常需要有良好的身体状况，能够耐受治疗带来的不良反应。

（4）先前治疗的反应：如果患者在接受化疗或放疗后病情没有明显改善，可能会考虑免疫治疗作为下一步的治疗方案。

（5）参与临床试验：医生会根据患者的具体情况推荐合适的临床试验。

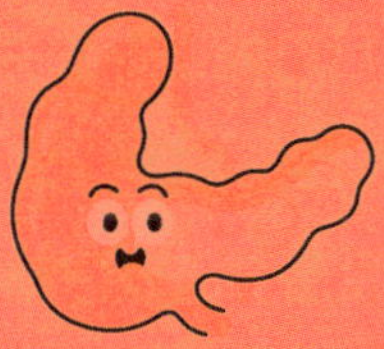

第四章

不可忽视的康复过程：胰腺术后康复过程

64 胰腺术后患者发生胰瘘的概率高吗

胰瘘指胰腺分泌的胰液通过手术切口或其他途径漏出体外的情况。这是一种胰腺术后可能出现的并发症，尤其是在进行胰腺切除手术（如胰头切除术）后。

胰瘘的诊断标准为术后 3 天及以后引流液中淀粉酶浓度高于血清淀粉酶正常值上限 3 倍以上，同时有相应临床症状且需积极治疗的情况。胰腺术后发生胰瘘是胰腺手术后常见且较为严重的并发症之一。其发生概率因手术类型、患者个体情况及医生手术经验等因素而有所不同。

一般来说，胰腺术后胰瘘的发生率为 5%~30%。胰十二指肠切除术后胰瘘的发生率为 10%~30%。胰体尾切除术后胰瘘的发生率相对较低，一般为 5%~20%。了解胰瘘的风险和症状，及时与医生沟通，有助于降低并发症的发生，提高术后恢复的成功率。

65 胰腺术后患者如何饮食

胰腺术后患者的饮食管理非常重要。一般情况下，胰腺术后患者会有一个“禁食 - 流质 - 半流 - 普食”循序渐进的饮食恢复过程。需根据患者术后恢复情况，逐步开放饮食。

（1）术后初期禁食：在术后初期，医生通常会建议患者禁食，通过静脉输液提供营养。

（2）逐渐恢复饮食：一旦医生允许，患者可以逐渐恢复饮食。开始时应选择易消化的食物（如温和且易于消化的米粥），蒸蔬菜（如蒸胡萝卜、南瓜等），低脂肪的蛋白质（如鸡肉、鱼肉和豆腐）。

（3）低脂饮食：胰腺手术后，患者应避免摄入高脂肪食物，因为脂肪会刺激胰腺分泌更多的消化酶。应选择低脂肪的食物，有助于消化。

（4）少量多餐：建议患者每天进食 5~6 次，少量多餐，这种方式可以减轻胰腺的负担，有助于消化。

（5）避免刺激性食物：术后患者应避免摄入辛辣、油腻及含咖啡因、酒精等食物，这些食物可能会引起患者不适或加重症状。

（6）保持水分：患者应确保充足的水分摄入，避免脱水。可以选择清水、淡茶或清汤。

66 胰腺切除术后患者多久可以下床活动

胰腺切除术后的早期活动对患者的康复非常重要，可以减少如肺炎、血栓等并发症的发生。一般来说，胰腺切除术后患者早期可在床上进行一些简单的活动，如恢复良好，可在术后 3 天下床活动，并逐步增加活动量。一般建议先下床短时间行走，术后 2 周可逐步恢复轻度日常活动（如散步、做简单的家务等）。在术后 2~3 个月，可进行适度运动，但需避免进行较剧烈的运动，如跑步、举重、弯腰等。

67 胰腺术后患者如何进行早期活动以预防血栓形成

胰腺手术后，早期活动对于促进恢复和预防血栓形成非常重要。

（1）术后早期活动的重要性：手术后，适当的早期活动可以促进血液循环，减少并发症。

（2）术后第一天开始活动：在医生的指导下，通常建议患者在手术后的第一天就开始进行一些轻微的活动，如在床上坐起，保持身体直立，以帮助改善血液循环；如果医生允许，可以尝试进行短时间走动，开始时可以依靠护理人员的帮助。

（3）逐渐增加活动量：随着恢复，患者可以逐渐增加活动量，每天增加一定的走动的距离，逐步适应。还可以在床上进行一些简单的伸展运动，以帮助放松肌肉。

（4）注意休息：每次活动后，患者应坐下或躺下休息，确保身体得到恢复。

（5）穿戴弹力袜：医生可能会建议患者穿弹力袜，以帮助促进下肢血液回流，减少血栓形成风险。

（6）保持水分：术后保持充足的水分摄入，有助于稀释血液，降低血栓风险。

68 胰腺术后需如何观察患者腹腔引流管

术后患者腹腔引流管的情况对观察患者恢复情况及判断并发症的发生有重要意义。腹腔引流管的观察要点包括以下几点。

（1）引流液的颜色

1）早期（术后1~2天）：引流液可能会呈现血性液体。

2）后期（术后3天及以后）：引流液颜色应逐渐变为淡红色、黄色或清亮的浆液性渗出液。如果引流液变得浑浊、呈脓性或黄绿色，可能提示发生感染。

（2）引流液的量：引流液的量应由最初每天50~200mL逐渐减少。如果引流液量持续较多或突然增加，可能提示术后发生出血、漏液或其他并发症。

（3）引流液的性质

1）血性：如果血性液体持续较长时间或突然增加，应警惕术后出血。

2）浆液性：如果浆液性液体转为混浊或脓性，需考虑感染的可能。

3）胰液或胆汁样液体：如果引流液呈现清亮、黏稠的液体，且伴有恶臭，可能提示发生胰瘘或胆瘘，需要进一步检查处理。

（4）引流管通畅性：应定期观察引流管是否出现堵塞、扭曲或脱落的情况。如果引流管堵塞，液体排出受阻，可能导致患者发生腹腔积液或感染。

69 胰腺术后患者出现并发症该如何应对

胰腺术后最危重的并发症包括胰瘘、出血、感染等，其中胰瘘可以导致出血和感染的发生。

（1）胰瘘

1）引流管理：如果发生胰瘘，最重要的是保持引流管通畅，避免胰液积聚在腹腔内。可能需要调整引流管的位置或增加引流管数量以确保彻底排出渗漏的胰液。

2）营养支持：胰瘘患者需减少胰腺的分泌负担。常采用禁食和肠外营养来减少患者胰腺消化酶的分泌。

3）抑制胰酶分泌：使用奥曲肽等药物抑制患者胰腺分泌胰酶，从而减少胰液渗漏。

4）手术干预：对于保守治疗无效的胰瘘，或者胰瘘伴有腹腔感染、脓肿、严重出血等并发症时，可能需要患者再次进行手术，以修复瘘口或引流感染区域。

（2）出血：术后引流液中如果出现大量血液，或患者出现休克症状，需立即就医。在积极抗休克的同时，应尽快进行介入治疗或再次进行手术止血。

（3）**感染：**一旦确诊患者出现感染，需迅速使用广谱抗生素，并根据培养结果调整抗生素种类。如果形成腹腔脓肿，可能需要通过影像引导进行穿刺引流或手术清除脓腔。

70 胰腺术后患者使用止痛药物会出现不良反应吗

胰腺术后使用止痛药物是常见的疼痛管理手段，目的是帮助患者减轻术后疼痛，促进康复。

常用的止痛药物包括阿片类药物（如吗啡、羟考酮、芬太尼）、非甾体抗炎药物（如布洛芬、双氯芬酸）、对乙酰氨基酚和局部麻醉药物（如布比卡因、罗哌卡因）。常见不良反应包括恶心、呕吐、便秘、嗜睡、头晕、呼吸抑制，以及药物成瘾、出血倾向等。

胰腺术后患者使用止痛药物可能伴随一定的不良反应，但这些不良反应通常可以通过合理的药物选择、剂量调整，以及辅助措施来控制和预防。患者应与医生密切沟通，根据自己的疼痛程度和身体反应，进行适当的疼痛管理，既要缓解疼痛，又要避免不必要的不良反应。

71 胰腺术后患者的伤口需要每日换药吗

不一定。一般在术后早期通常需要每天检查和评估患者的伤口。如果患者伤口愈合良好且无感染或渗出，换药的频率可减少至每 2~3 天换 1 次。患者术后换药的频率应严格遵医嘱，不建议自行过度频繁地换药，以免干扰伤口愈合。

避免切口感染是术后护理的重点，常用的有效措施包括：保持伤口清洁与干燥、注意手卫生、定期检查伤口、合理使用抗生素、加强营养等。

胰腺术后患者的伤口是否需要每日换药取决于患者的具体情况，通常术后早期会每日评估，随着伤口恢复，换药频率可逐渐减少。预防感染的关键在于保持伤口清洁、正确换药、避免剧烈活动、加强营养及密切观察切口变化。如有任何感染迹象，应立即就医处理。

72 胰腺术后患者需要携带引流管出院吗

胰腺术后患者是否需要携带引流管出院，取决于手术类型、患者术后恢复情况和是否存在并发症。一般来说，当引流液量较少（通常每日在 20~30mL），并且没有胰酶或其他异常时，引流管可以考虑拔除。如果患者术后发生胰瘘（胰液从切口渗漏），引流管需要长时间留置，直到胰瘘愈合。如果胰瘘较为严重或愈合缓慢，可能需要带着引流管出院，在门诊随访过程中继续观察引流情况，直到可以拔除。

拔管时机：一般当患者病情稳定，腹腔内无明显积液或感染的迹象；通过影像学检查（如超声、CT）确认腹腔内没有明显的残余液体或病灶时，医生会考虑拔管。

73 患者携带引流管出院需要注意哪些事项

如果带着引流管出院，患者需要特别注意护理引流管，主要包括以下几点。

（1）保持引流管通畅：出院后，需定期检查引流管，保持其通畅。引流管周围皮肤应保持清洁、干燥，避免感染。

（2）定期更换引流袋：如果引流管仍在使用，需根据医生的建议，定期更换引流袋并记录引流液的颜色和量。

（3）随访复查：出院后需按时到医院复查。医生会根据引流液的情况决定何时拔除引流管，并评估整体康复情况。

74 胰腺术后患者多久可以洗澡

胰腺术后患者的洗澡时间取决于手术类型、伤口愈合情况及医生的建议。

（1）术后1~2天

1）禁止直接淋浴：在术后最初几天内，不建议患者直接用水冲洗手术部位。此时，患者伤口仍在愈合中，容易发生感染或引起并发症。

2）擦浴方式：患者可以采取擦浴的方式清洁身体。使用湿毛巾轻轻擦拭身体，避免让伤口部位接触到水分。

（2）术后2~7天

1）伤口检查：在术后2~7天，患者伤口已初步愈合的情况下，可以开始考虑洗澡，但需要遵循医生的具体建议。

2）防水措施：若医生允许患者洗澡，建议使用防水敷料或塑料薄膜覆盖伤口区域，避免伤口直接接触水。伤口部位应保持干燥，不可浸泡在水中。

3）淋浴方式：患者可以选择淋浴，而非泡澡，以减少伤口感染的风险。避免热水、刺激性清洁剂和长时间的水浸泡。

（3）术后1周后：如果患者伤口愈合良好、无感染迹象，医生可能会允许患者在术后1周左右进行短时间的淋浴。此时需使用干净的毛巾通过轻拍以干燥伤口周围的皮肤，避免用力擦拭。如果患者的伤口未愈合或存在并发症，建议延迟洗澡。

75 胰腺手术会对患者的身体产生哪些影响

胰腺在消化和血糖调节中扮演重要角色，胰腺切除术可能对患者的身体产生一系列影响，取决于切除的范围和手术的复杂性，包括以下几个方面。

（1）消化问题：胰腺分泌的消化酶有助于分解食物。胰腺切除后，可能需要额外的酶补充剂来帮助消化。患者可能会出现腹泻、脂肪泻等症状。

（2）血糖控制问题：胰腺负责产生胰岛素，调节血糖水平。切除胰腺的部分或全部可能导致糖尿病，患者可能需要胰岛素注射或口服药物来控制血糖。

（3）营养吸收问题：由于消化酶分泌不足，可能会影响营养物质的吸收。患者可能需要调整饮食和补充维生素与矿物质。

（4）术后恢复：手术后的恢复期可能较长，需要密切监测和管理手术部位的愈合情况以及处理术后并发症。

（5）生活质量：一些患者可能需要调整生活方式和饮食习惯，以适应术后的变化和新的身体状况。

（6）疼痛和不适：术后患者可能会感到腹部疼痛或不适。这种疼痛通常会随着恢复逐渐减轻，但在某些情况下，可能需要通过使用药物来缓解。

76 拔除引流管前患者需要进行哪些检查

虽然拔除引流管通常是一个较为简单的操作，但拔除前患者仍需进行以下检查。

拔除前患者需进行影像学检查以确保没有异常液体积聚或其他并发症。医生还会检查患者手术部位的愈合情况，确认引流管拔除是否合适；有时还需要检查血液指标，以确保患者没有出现感染或其他可能影响手术的情况。

通常情况下，拔除引流管是无须进行全身麻醉的，但如果引流管的位置较深或有特殊情况，医生可能会考虑使用镇静药物或进行全身麻醉。

77 胰腺术后如何减少或避免患者发生胰瘘

胰腺术后胰瘘是一种术后并发症，通过一些预防措施和管理策略，可以减少其发生的风险。主要包括以下几方面内容。

（1）术前准备：术前应改善患者营养状况、纠正贫血和低蛋白血症。

（2）手术过程：①专业的胰腺外科医师、选择熟练的术式和高质量的吻合是减少胰瘘的关键；②应常规放置胰周引流管，若患者无不适，推荐经评估后尽早拔除引流管；③关闭胰腺残端，可采用器械、缝合或吻合的方法闭合胰腺断端。使用关闭器时，宜根据胰腺质地及厚度选择合适的钉仓；如采用缝合的方式，应精准地缝合，松紧适宜地收紧缝线，防止切割。

（3）控制胰腺液体分泌：生长抑素及其类似物对降低术后胰瘘发生率有一定作用，可考虑术后使用；推荐高危患者术后尽量使用减少胰腺液体分泌的药物，避免胰液过多导致发生胰瘘。

（4）术后管理：术后初期可能需要禁食或给予特殊饮食，以减少胰腺液的分泌。术后可以使用胰腺酶抑制剂或其他药物来减少胰腺液的分泌。

78 胰腺术后患者出现发热如何应对

胰腺术后发热原因较多，可能是感染、炎症或其他并发症的征兆。根据发热的原因和具体情况，可能需要进行不同的处理。

（1）发热的原因包括

1）感染：发热可能是患者术后感染的症状。常见的感染包括手术部位感染、肺炎、尿路感染等。

2）炎症反应：手术后的炎症反应也可能导致发热，术后 1~2 天可能出现术后吸收热。

3）其他并发症：如胰腺假性囊肿或胰瘘等。

（2）处理和治疗方法

1）抗生素治疗：如果确认患者发生感染，医生会根据感染的类型选择合适的抗生素。

2）退热药物：根据医生的建议，使用退热药物（如对乙酰氨基酚）来控制体温。

3）支持性治疗：保持充足的液体摄入、休息，并关注营养摄入。

79 胰腺术后患者要使用多久抑制胰酶分泌的药物

根据《中国胰腺癌综合诊治指南（2020 版）》，理论上，生长抑素及其类似物可以减少消化液的分泌，降低胰腺癌术后胰瘘的发生率，但大样本量的随机对照试验研究并未获得一致性的结论。目前不推荐胰腺癌术后常规使用生长抑素及类似物预防胰瘘；但对于胰腺质软、胰管细及体质指数高的肥胖患者，建议预防性使用。抑酶药物使用时长一般为术后 5~7 天。

80 胰腺术后患者何时可以考虑备孕

胰腺术后，考虑备孕对于患者而言是一个十分重要的决定，取决于其身体的恢复和健康状况。确保身体健康、营养充足和心理稳定是成功备孕的重要因素。与医生的沟通并获得医生的指导，有助于患者制订安全的备孕计划。具体时间应根据患者身体恢复情况和医生的建议来决定。

（1）胰腺炎术后：胰腺炎患者病愈后3个月，如果患者身体完全恢复正常，可以考虑备孕。同时，患者还需要进行孕前检查判断身体是否适合怀孕，并查血糖情况，看有无影响到胰岛功能。

（2）良性胰腺肿瘤切除术后：建议患者在术后半年到一年进行备孕，但是在备孕期间要注意复查及全身的检查为怀孕做好准备。

（3）恶性胰腺肿瘤切除术后：如果患者正在用药或正在进行放化疗是不建议备孕的，可能造成胎儿畸形。建议在停止放化疗1年后，根据患者身体恢复状况，在医生的指导和建议下可以考虑备孕。

81 胰腺术后患者是否可以服用保健品

胰腺术后是否可以服用保健品应根据个体情况而定。

（1）在专业指导下进行：在开始服用任何保健品之前，最好与主治医生沟通，确保其安全性和适宜性。

（2）注意成分：某些保健品可能含有刺激性成分，可能不适合术后恢复。

（3）均衡饮食优先：术后应优先通过均衡饮食获取营养，保健品不能替代健康饮食。

（4）监测效果：如医生允许服用，患者需观察是否出现不良反应。

82 胰腺术后患者可以接种流感疫苗吗

胰腺术后一段时间，在患者身体已经恢复的情况下，通常是可以接种流感疫苗的。但具体情况应根据患者健康状况和医生建议来决定。接种疫苗有助于预防流感，尤其对于免疫系统可能受到影响的患者。然而，若患者在术后接受免疫抑制治疗或出现其他健康问题，最好与主治医生讨论接种的适宜时机和方式。确保在接种前进行充分评估，以保障接种疫苗的安全性和有效性。

83 胰腺术后患者需要注意什么

（1）术后体位：术后返回病房后，患者一般可予以半卧位，保持床头抬高 30°，防止术后肺炎，促进伤口愈合。

（2）引流管护理：为了妥善固定引流管，护士会指导患者使用腹带，并将导管固定在腹带上，患者在活动、卧床时要保持引流管通畅、避免将引流管扭曲、反折等。如发现引流液颜色变深、引流液变多、负压球充盈，及时通知医护人员。

（3）伤口：定时观察伤口敷料有无渗血渗液，如有异常，及时通知医护人员。

（4）饮食：胰腺术后，患者一般需禁食一段时间。在患者恢复经口进食后，应循序流质 - 半流质过渡饮食，逐渐增加营养，总的膳食原则是低脂、少渣、适量优质蛋白饮食，注意食物清淡、细软、好消化。

（5）控制血糖：维持血糖平稳，遵医嘱口服降糖药或注射胰岛素，配合护士做好血糖监测。如有冷汗、乏力等低血糖症状，及时通知医护人员。

（6）适当活动：手术后鼓励患者早期下床活动，积极进行呼吸功能锻炼。早期下床活动，逐步增加活动量，可以选择在病区走廊散步。

84 切除胰腺后患者一定会患糖尿病吗

不一定。胰腺切除术后患者是否患糖尿病与胰腺切除多少、切除部位、胰腺原发病类型及术前患者糖代谢情况等有关，胰腺部分切除术后 40%~50% 的患者会发生糖尿病，其中胰体尾部远端胰腺切除患者发生糖尿病比例为 5%~42%，胰腺中段切除患者糖尿病发生率为 0~8%，全胰切除患者则糖尿病发生率为 100%。胰腺术后应采用低糖、低脂、高纤维的饮食，控制碳水化合物的摄入；定期检查血糖水平，及时发现异常；适量运动，改善胰岛素敏感性；如有必要，需口服降糖药或胰岛素治疗。

85 胰腺癌患者术后必须进行化学治疗吗

不一定。胰腺癌患者术后是否进行化学治疗（简称“化疗”）取决于多种因素，包括肿瘤的分期、手术后的病理结果、患者的总体健康状况和个体化治疗方案。术后化疗（辅助化疗）是胰腺癌治疗的重要部分，旨在减少复发风险并延长生存期。如果患者身体较为虚弱或术后恢复不理想，医生可能会推迟或调整化疗方案。因此，多数情况下，胰腺癌患者术后建议进行化疗，如果患者无法耐受，则不能进行化疗。

86 胰腺癌患者术后多久可以进行化学治疗

胰腺癌术后开始化学治疗（简称“化疗”）的时间通常取决于患者的术后恢复情况、手术的复杂性，以及患者的整体健康状况。一般情况下，化疗会在术后 4~12 周开始。如果患者恢复良好，化疗可以更早启动，有助于尽早控制可能存在的残留癌细胞。如果患者术后恢复较慢，医生会根据具体情况决定推迟化疗的开始时间。定期随访和评估是确保化疗时机合适的关键步骤。

87 胰腺癌患者术后进行化学治疗的不良反应有哪些

胰腺癌患者术后进行化学治疗（简称“化疗”）虽然对减少肿瘤复发和延长生存期有重要作用，但化疗可能会引起一系列不良反应。不良反应的种类和严重程度因个体差异、化疗药物的种类和剂量、患者的体质和术后恢复情况而不同。

常见的不良反应包括：①消化系统不良反应，如恶心、呕吐，食欲不振、腹泻或便秘等；②血液系统并发症，如骨髓抑制、白细胞减少（中性粒细胞减少）、贫血、血小板减少及感染风险增加等；③疲劳；④神经病变；⑤口腔溃疡、口干；⑥脱发；⑦肝肾功能损伤；⑧皮肤干燥、瘙痒，以及指甲变脆、变色；⑨皮疹、瘙痒、呼吸困难等；⑩焦虑、抑郁；⑪心脏或肺功能损伤；⑫继发性肿瘤。

虽然化疗导致的不良反应令患者不适，但大多数是可控的，医生通常会根据患者的反应调整化疗方案，提供支持性治疗（如抗呕吐药、造血药物等），帮助缓解不良反应。

88 胰腺术后患者多久可以恢复运动

胰腺术后患者通常需要 3~6 个月可以恢复运动，恢复过程应循序渐进。在最初几周内，患者应以休息和轻度活动为主，随着时间推移，可以逐步增加运动量和强度。在恢复运动时，遵循医生和康复专家的建议是关键，以避免对身体造成不必要的压力。

89 胰腺术后患者的心理治疗有哪些

对于胰腺术后患者，特别是胰腺癌手术后的患者，常常面临一系列的身体和心理挑战。心理治疗在术后康复中具有重要作用，可以帮助患者应对压力、焦虑、抑郁，以及术后生活质量的变化。包括心理咨询与支持（个体心理治疗、认知行为疗法）、情感支持和精神关怀（社交支持网络、同伴支持团体）、焦虑与压力管理（放松训练、正念治疗）、抑郁症的管理（药物治疗、心理治疗）、术后生活适应和复发焦虑（生活方式调整的心理支持、预防复发的心理辅导）、家庭沟通和支持及身心整合治疗（艺术疗法、运动疗法）等。

定期与医生、心理治疗师或康复专家保持沟通，可以帮助患者在术后获得持续的心理支持。

90 胰腺微创手术相较传统开腹手术，患者恢复得更快吗

是的。胰腺微创手术（如腹腔镜或机器人辅助手术）通常相较传统开腹手术，患者恢复得更快。微创手术通过较小的切口进行

操作，减少了对身体组织的创伤，因此在患者术后康复、住院时间和整体恢复上通常表现出显著的优势。

然而，微创手术并不适用于所有需进行胰腺手术的患者，尤其是对于较复杂的肿瘤或手术难度较大的患者。选择手术方式时应根据患者的具体病情和医生的建议做出决定。

91 胰腺术后患者需要监测淀粉酶吗

是的，胰腺术后患者通常需要监测血液或引流液中的淀粉酶水平，这是评估术后并发症（尤其是胰瘘）的重要指标。监测淀粉酶的作用包括以下几点。

（1）有助于评估胰瘘风险：通过检测术后引流液中的淀粉酶浓度，可以早期识别胰瘘的发生。如果患者引流液中的淀粉酶浓度持续升高或维持在高水平，提示胰液可能渗漏，应及时采取措施处理。

（2）监测术后恢复情况：术后监测患者血液中的淀粉酶水平可以反映胰腺功能的恢复情况。通常术后淀粉酶水平会有所波动，但如果异常升高，可能提示患者胰腺受损或存在其他并发症（如胰腺炎）。

（3）判断引流管的去留：引流管的去留常取决于引流液的量、颜色及淀粉酶水平。如果淀粉酶水平逐渐降低且引流液量减少，提示患者愈合良好，可以考虑拔除引流管。相反，如果淀粉酶持续在较高水平，说明胰液仍在渗漏，引流管可能需要保留更长时间。

（4）预防术后胰腺炎：患者术后血清淀粉酶升高可能与术后胰腺炎有关。监测血液中的淀粉酶水平可以帮助医生及早发现胰腺炎并采取治疗措施。

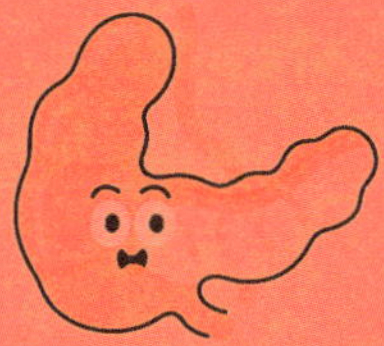

第五章

做健康的主人：胰腺疾病随访

92 胰腺炎患者经治疗后多久需要复查

胰腺炎治疗后患者的复查时间取决于胰腺炎的类型、严重程度、治疗方案及患者的整体恢复情况。

（1）轻度急性胰腺炎：如果患者恢复顺利，通常在出院后 2~4 周进行第 1 次复查。

（2）重度急性胰腺炎或慢性胰腺炎：患者需要定期复查，通常建议每 3~6 个月进行 1 次复查，具体频率取决于病情的稳定性和症状的严重程度。

（3）有并发症的患者

1）假性囊肿：通常在治疗后 1~3 个月内进行影像学复查，以评估囊肿的大小变化及是否需要进一步干预。

2）胰腺坏死：如果有胰腺坏死，医生可能会建议更频繁的复查，以监测坏死组织的吸收情况或是否有感染风险。

93 胰腺炎患者的复查项目有哪些

胰腺炎患者的复查项目包括以下几点。

（1）血液检查，如淀粉酶、脂肪酶、肝功能、血脂、血糖和血钙水平等。

（2）腹部超声或CT、MRI检查，以评估胰腺的结构变化。

（3）检查可能引发胰腺炎的病因，如胆结石、酒精性胰腺炎等。

94 胆源性胰腺炎患者应何时切除胆囊

对于胆源性胰腺炎患者，胆囊切除术的时机取决于胰腺炎的严重程度和患者的恢复情况。一般建议患者在急性胰腺炎症状缓解后，尽早进行胆囊切除，以预防复发。

（1）轻度急性胆源性胰腺炎：在患者的症状缓解后，通常建议尽快进行胆囊切除，最好在急性发作后2~4周完成。如果患者恢复良好且没有其他并发症，可以在胰腺炎急性期稳定后的几天内进行手术。

（2）重度急性胆源性胰腺炎：尤其对于伴有胰腺坏死、感染或假性囊肿等并发症的患者，胆囊切除术可能需要有所推迟，通常建议在患者完全康复3~6个月后进行。

（3）其他：对于一些合并其他疾病、不适合立刻手术的高龄或体弱患者，可能需要推迟胆囊切除，但应在条件允许的情况下尽快手术。

95 胰腺癌患者术后多久需要复查

胰腺癌术后复查的目的是监测患者的康复进展、发现可能的复发以及评估治疗效果。复查的频率会根据患者的具体情况、术后病情以及是否进行辅助治疗（如化疗、放疗）来确定。胰腺癌术后一般在术后 1 个月内进行第 1 次复查，此后在前两年内每 3~6 个月复查 1 次，2~5 年内则每 6~12 个月复查 1 次，5 年后若无复发，可每年复查 1 次。

96 胰腺癌患者术后复查包括哪些项目

胰腺癌患者术后，根据复查的时间，复查的项目可能有些区别，具体如下。

（1）术后 1 个月内

1）血液检查：包括血常规、肝功能、肾功能、血糖水平及肿瘤标志物（如 CA19-9）。

2）影像学检查：如腹部超声、CT、MRI，以评估患者胰腺及周围组织的恢复情况，检查是否有复发或残留病灶。

（2）术后 3~6 个月内

1）血液检查：肿瘤标志物（如 CA19-9）检测。

2）影像学检查：CT 或 MRI 扫描，检查患者是否发生局部复发或远处转移（如肝、肺、淋巴结等）。

（3）术后 1~2 年内： 胰腺癌术后前两年是癌症复发的高风险期，患者通常每 3~6 个月定期复查 1 次。

1）血液检查：肿瘤标志物（CA19-9）检测。

2）影像学检查：CT、MRI，特别是腹部和胸部的检查，评估患者是否发生复发或远处转移。

3）临床症状：注意观察和报告任何新的或复发的症状。

（4）术后 2~5 年： 检查项目与前几年相似，主要集中在肿瘤标志物监测和影像学检查上，以继续监测复发的风险。

（5）术后 5 年以上： 如果患者术后 5 年内没有复发，通常被认为是长期存活者，检查项目与前几年相似。

97 胰腺切除术后患者复查时应关注哪些生化指标

胰腺切除术后，定期复查生化指标对于评估患者的恢复情况、预防并发症、监测胰腺功能至关重要。术后复查时会重点关注：血糖水平（空腹血糖和糖化血红蛋白）、脂肪酶和淀粉酶、肝功能指标（总胆红素、直接胆红素、碱性磷酸酶、谷丙转氨酶、谷草转氨酶）、血脂水平（胆固醇、甘油三酯）、CA19-9（癌抗原 19-9）及电解质水平等。

98 胰腺切除后患者出现哪些症状需要立即就医

胰腺切除后，患者需要密切观察自身的症状，以便及早发现可能的并发症。胰腺切除术后出现持续或加重的腹痛、发热、黄疸、恶心呕吐、伤口感染、呼吸困难、大出血、意识模糊或严重腹泻等症状时，必须立即就医。这些症状可能是严重并发症的信号，及时处理可以避免病情恶化。

99 胰腺癌术后患者的复发率高吗

总体来说，胰腺癌术后患者的复发率较高。具体取决于多个因素，包括肿瘤的分期、手术类型、肿瘤的病理类型、手术是否彻底切除（R0 切除，即无肿瘤残留），以及是否接受辅助治疗（如化疗或放疗）。

一般情况下，胰腺癌术后患者的局部复发率（即胰腺附近区域的复发）为 30%~50%；远处复发率（转移至肝、肺或其他器官）为 50%~70%。

大多数患者复发发生在术后 1 年内。胰腺癌患者术后 1 年内复发率可达 50%~60%。

患者术后复发的总体概率在 3 年内会显著上升，复发率可达 80%~90%。

100 胰腺炎会反复发作吗

胰腺炎，尤其是急性胰腺炎，如果病因未得到有效处理，确实有可能反复发作，进而导致慢性胰腺炎。患者发作的频率和发作风险取决于以下几个因素。

（1）病因是否持续存在： 胆石症、过量饮酒、高脂血症或高钙血症等，如果这些病因持续存在，可能增加胰腺炎反复发作的风险。

（2）急性胰腺炎的类型

1）轻度急性胰腺炎：如果患者的胰腺炎程度较轻且病因得到控制，通常复发的概率较低。

2）重度急性胰腺炎：严重的急性胰腺炎伴有并发症（如胰腺坏死、假性囊肿）时，胰腺组织损伤较大，胰腺功能受损，可能增加复发的风险。

（3）治疗的及时性和彻底性： 如果急性胰腺炎的治疗不彻底，尤其是病因未能完全消除，或者未进行相应的生活方式干预，复发的风险会增加。

（4）慢性胰腺炎： 如果急性胰腺炎患者反复发作，胰腺的炎症可能转为慢性。慢性胰腺炎患者可能会出现胰腺的持续性炎症，伴随反复发作的胰腺炎症状，甚至会导致胰腺外分泌功能和内分泌功能的长期损伤（如消化不良和糖尿病）。

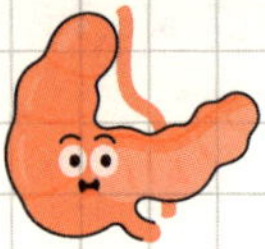